AF404315

DE LA

PLEURÉSIE RÉCIDIVANTE

SA LOCALISATION

DU COTE OPPOSÉ A LA PREMIERE ATTEINTE

PAR

LE Dʳ DÉMÉTRE HARALAMB

De la Faculté de médecine de Paris,
Ancien externe des hôpitaux de Paris.

PARIS

IMPRIMERIE DE LA FACULTE DE MEDECINE
A. DAVY, Successeur de A. Parent
52, RUE MADAME ET RUE CORNEILLE, 3

1888

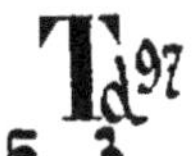

DE LA

PLEURÉSIE RÉCIDIVANTE

SA LOCALISATION

DU COTÉ OPPOSÉ A LA PREMIÈRE ATTEINTE

PAR

Le D' Démètre HARALAMB

De la Faculté de médecine de Paris,
Ancien externe des hôpitaux de Paris.

PARIS

IMPRIMERIE DE LA FACULTE DE MEDECINE

A. DAVY, Successeur de A. Parent

52, RUE MADAME ET RUE CORNEILLE, 3

1888

A LA MÉMOIRE DE MON PÈRE

A LA MÉMOIRE DE MA MÈRE

A MON ONCLE

LE GÉNÉRAL N. HARALAMB

AVANT-PROPOS.

L'idée de ce travail nous a été donnée par notre très honoré maître M. le professeur Peter. Nous sommes heureux de l'occasion qui se présente ici de le remercier du fond du cœur des marques de haute bienveillance et de sympathie qu'il nous a prodiguées pendant que nous étions son externe.

Nous le remercions également de l'honneur qu'il nous a fait en voulant bien accepter la présidence de notre thèse. Qu'il reçoive ce faible témoignage de notre reconnaissance.

Que nos maîtres dans les hôpitaux, MM. les professeurs Damaschino, Hardy et Verneuil, agréent ici l'expression de notre profonde gratitude.

Tous nos remerciements aussi à nos chers maîtres MM. Landouzy et Gérard Marchant pour tous les bons conseils qu'ils n'ont cessé de nous donner pendant tout le cours de nos études.

DE LA

PLEURÉSIE RÉCIDIVANTE

SA LOCALISATION

DU CÔTÉ OPPOSÉ A LA PREMIÈRE ATTEINTE

Pourquoi, étant donné un individu non taré qui contracte pour la deuxième fois une pleurésie *à frigore*, cette pleurésie récidive-t-elle du côté opposé à la première atteinte? C'est ce que nous allons tâcher d'expliquer ici.

Les raisons qui en ont été données, dans une de ses leçons cliniques, par notre vénéré maître le professeur Peter, nous ont engagé à lui demander de vouloir bien nous laisser prendre point de pathologie comme sujet de notre thèse. D'après nos recherches, il semble que la question n'ait guère été signalée par les auteurs.

Malheureusement les observations sont rares, et il faudrait une plume plus autorisée et plus expérimentée que la nôtre, pour mieux faire ressortir cette question de pathologie aussi neuve qu'intéressante ; d'autre part, faute de documents suffisants, nous ne pourrons exposer notre sujet aussi complètement que nous l'aurions voulu.

Voici à propos de quel malade notre travail a été inspiré.

OBSERVATION I.

Le nommé Louis P..., âgé de 54 ans, jardinier, entre le 10 mai 1888 à l'hôpital Necker, salle Saint-Luc, service du professeur Peter (1).

Il est malade depuis quinze jours ; à cette époque, il a été pris de courbature générale, de frissons répétés avec point de côté à droite et toux avec dyspnée intense.

Actuellement, le malade est très oppressé, il tousse par quintes et rend des crachats muco-purulents ; il se plaint surtout de sa dyspnée, dont l'intensité est telle que le malade peut à peine parler.

Ses antécédents héréditaires, ses antécédents personnels et l'examen minutieux de ses deux sommets ne dénotent rien de tuberculeux.

A la percussion, on constate, en arrière et du côté droit, de la matité dans toute la moitié inférieure du thorax.

La respiration de ce côté est abolie ; pas de vibrations thoraciques ; — égophonie.

Diagnostic : Pleurésie droite à *frigore*.

(1) Voir l'observation détaillée à la fin.

Or, l'année dernière, notre malade a été ponctionné par M. le professeur Dieulafoy pour une pleurésie avec épanchement qui occupait alors le côté gauche du thorax ; d'autre part, l'existence antérieure de cette pleurésie nous est démontrée encore par la diminution du murmure vésiculaire, la submatité et quelques frottements qu'on entend aux deux temps de la respiration, à gauche et en arrière ; de plus, le malade éprouve, dit-il, souvent des douleurs de ce côté, surtout aux variations de température.

Il était intéressant de se demander pourquoi ce malade ne faisait pas sa deuxième pleurésie dans la plèvre primitivement atteinte.

Il semble en effet à priori que les lésions mêmes laissées par la première pleurésie prédisposent à une deuxième inflammation.

Quand on a eu une entorse, on a des chances d'avoir une deuxième atteinte du même côté ; l'influence d'une première entorse est regardée comme cause prédisposante ; les moyens d'union de la jointure deviennent moins solides après une première atteinte, et il suffit parfois d'un faux pas pour ramener les désordres primitifs.

L'individu qui a eu un rein atteint pendant le cours d'une scarlatine, s'il vient à se refroidir, fera presque sûrement une néphrite *à frigore* plutôt qu'une pneumonie par exemple, la maladie frappant toujours de préférence le *locum minoris resistentiæ*.

Le coxalgique guéri de sa coxalgie, s'il doit faire une

rechute, une nouvelle poussée inflammatoire, la fera toujours ou presque toujours du côté déjà prédisposé par les lésions antérieures et l'autre articulation restera indemne.

Or cela n'est pas ce que nous voyons ici.

Dans notre cas, la maladie n'a plus pour ainsi dire droit de cité dans la plèvre primitivement atteinte. L'auscultation nous a révélé du côté gauche, c'est-à-dire du côté où notre malade a eu son ancienne pleurésie, des bruits de frottement; il y a donc là des fausses membranes, or ces fausses membranes, reliquat de cette première inflammation, font que cette plèvre n'a plus ses propriétés physiologiques, et est par suite moins apte à s'enflammer que la plèvre saine.

C'est là l'idée de notre sujet, et nous allons tâcher de mieux l'expliquer encore. Cela fait, nous aurons à exposer la marche et le pronostic de la maladie et à dire s'il y a ici des indications thérapeutiques particulières. — Voyons d'abord ce qui se passe à l'état physiologique, voyons l'état dans lequel la pleurésie *à frigore* trouve la plèvre chez un individu indemne de tout antécédent pathologique, et quelles sont les lésions qu'elle détermine.

Rappelons sommairement la structure de la plèvre.

La plèvre présente une surface interne lisse, polie, et humectée d'une sérosité destinée à faciliter le glissement des deux feuillets de la séreuse; ces deux feuillets limitent une cavité virtuelle n'existant à proprement parler qu'à l'état pathologique, lorsque par exemple la plèvre est le siège d'un épanchement liquide.

Chaque plèvre est constituée superficiellement par un

épithélium formé d'une couche simple de cellules pavimenteuses, juxtaposées, cellules plus ou moins grandes selon la région observée ; elles sont polygonales ou bien arrondies, allongées ou irrégulières et contiennent un gros noyau sphérique ou ovalaire. Entre ces cellules on trouve souvent des espèces d'ouvertures ou *stomas*, de forme arrondie ou triangulaire, faisant communiquer les vaisseaux lymphatiques superficiels de la plèvre avec la cavité pleurale.

Au-dessous de l'épithélium se trouve une deuxième couche ou membrane formée de faisceaux conjonctifs et de nombreuses fibres élastiques. Cette membrane est plus mince sur le feuillet viscéral que sur le feuillet pariétal et plus adhérente au tissu pulmonaire. Elle contient dans son épaisseur les lymphatiques de la plèvre et les vaisseaux sanguins, qui forment un réseau capillaire à larges mailles qui s'entrelace avec le réseau des lymphatiques. Ce réseau est alimenté par les artères intercostales antérieures, branches de la mammaire interne et par les intercostales aortiques.

On ne connaît que très imparfaitement les nerfs de la plèvre viscérale ; ceux de la plèvre pariétale viennent du pneumogastrique, du phrénique et du grand sympathique.

Comme principale fonction physiologique de la plèvre rappelons en terminant son pouvoir d'absorption et d'exsudation sous l'influence de certaines actions réflexes.

Anatomie pathologique. — Voyons maintenant les altérations pathologiques produites par la pleurésie, et quelles en sont les conséquences.

« Quelle que soit la déviation ultérieure que subit l'inflammation pleurale, dit G. Sée, le processus offre toujours les mêmes caractères histologiques : *congestion, exsudation, prolifération.* »

Tout d'abord et dès le premier jour, les deux feuillets de la plèvre sont congestionnés, la séreuse est rouge, injectée sous forme de fines arborisations vasculaires entremêlées de taches ecchymotiques ; puis elle se recouvre d'une couche mince de fibrine en même temps que le liquide s'épanche dans la cavité pleurale.

La plèvre devient plus épaisse et perd sa transparence et son poli ; les cellules épithéliales se gonflent et tombent ; au-dessous la séreuse se couvre d'une couche de granulations qui prolifèrent et formeront bientôt les néo-membranes.

Les jours suivants l'épanchement augmente et la fibrine continue à se déposer en couches épaisses sur la plèvre pour constituer les fausses membranes.

Du quinzième au vingtième jour, quelquefois même avant, l'épanchement tend à disparaître, la sérosité est absorbée par les lymphatiques, ainsi qu'une grande partie des fausses membranes qui subissent la transformation granulo-graisseuse, mais, pourvu que l'épanchement ait été assez considérable, une grande partie de ces fausses membranes persistent et contribuent avec les néo-membranes à obstruer complètement ou en partie la cavité pleurale. Elles tapissent par couches stratifiées presque toute la surface de la plèvre déjà épaissie par l'inflammation.

Les deux feuillets sont reliés par de nombreuses brides membraneuses plus ou moins courtes, résistantes et pouvant se transformer avec l'âge en tissu fibreux ; de là ces adhérences qui sont quelquefois si nombreuses qu'elles font que la cavité pleurale n'existe pour ainsi dire plus.

Ainsi, au lieu d'une plèvre mince, à surface lisse, polie, sécrétant sans cesse, on n'a plus qu'une séreuse épaissie doublée de fausses membranes qui deviennent de plus en plus résistantes ; ses vaisseaux et nerfs sont comprimés sous cette cuirasse fibreuse ; elle perd jusqu'à ses fonctions d'absorption et d'exsudation et, de fait, cette membrane séreuse, ainsi modifiée dans sa vitalité et dans sa structure intime, n'existe pour ainsi dire plus au point de vue du réflexe inflammatoire. Devenue moins susceptible à l'offense morbide, le refroidissement n'aura plus sur elle son effet habituel, et la nouvelle pleurésie s'installera cette fois de l'autre côté, c'est-à-dire là où elle trouvera une séreuse saine et par suite plus apte à s'enflammer.

« Chose remarquable, dit J. Cruveilhier, les portions de séreuse devenues adhérentes par suite de l'inflammation pseudo-membraneuse, semblent ne plus faire partie des séreuses, car elles ne participent plus à leurs maladies. Ainsi, dans un cas de péritonite purulente survenue chez un individu qui avait eu probablement une péritonite pseudo-membraneuse, la partie adhérente ne prit aucune part à la suppuration. (1) »

Ne voyons-nous pas un phénomène analogue se produire dans la péritonite tuberculeuse, où des perforations intestinales avec épanchement de matières stercorales ne déterminent pas ou presque pas de réaction pendant la vie du malade, alors que, chez un individu à péritoine sain, le même épanchement aurait occasionné les accidents redoutables d'une péritonite mortelle. C'est que, dans le premier cas, le péritoine, criblé de tubercules et recouvert de fausses membranes épaisses, est devenu, comme tout à l'heure la plèvre, moins sensible à l'action pathologique et ne réagit plus, ne s'enflamme plus.

D'un autre côté pourquoi observe-t-on si rarement la pleurésie *a frigore* chez les vieillards? Pourtant l'influence pernicieuse du froid sur la vieillesse est un fait manifeste, et moins que tout autre, le vieillard est capable de réagir contre les influences extérieures. On peut se demander si cette rareté n'est pas due à l'épaississement de la plèvre, épaississement dû cette fois non à une inflammation antérieure, mais aux progrès de l'âge, la vieillesse modifiant la structure de ses séreuses comme elle modifie la structure de ses artères. C'est aussi l'opinion de Durand-Fardel :

« Je n'ai moi-même, dit-il, rencontré la pleurésie

(1) J. Cruveilhier. Anatomie pathologique générale de l'organisation des fausses membranes. Édition 1862. Tome IV. page 423.

que rarement, surtout à l'état simple, chez les vieillards, pas plus souvent chez les hommes que chez les femmes. Ne peut-on pas se demander si les *adhérences ordinairement nombreuses et souvent très serrées, si l'épaississement de la plèvre, que les vieillards présentent presque tous, ne seraient pas la principale cause de la rareté de ces pleurésies?* Il est de fait que ce tissu celluleux qui enveloppe les poumons de toutes parts se trouve dans des conditions entièrement différentes de cette membrane lisse et polie qu'on rencontre à l'état normal et qu'aucune comparaison ne saurait être établie entre la susceptibilité inflammatoire que l'un et l'autre peuvent présenter (1) ».

A plus forte raison est-il permis d'avancer qu'une séreuse épaissie cette fois par l'inflammation et remplacée, pour ainsi dire, par des fausses membranes plus ou moins fibreuses, sera moins facilement atteinte que la plèvre saine.

Ecoutons encore ce que dit Laennec à propos du rétrécissement de la poitrine consécutif aux inflammations pleurales.

« Il ne laisse d'ailleurs, dit-il parlant de ce rétrécissement, aucune cause de récidive, car si la pleurésie s'observe très rarement dans les cas où les plèvres costale et pulmonaire sont unies par un tissu cellulaire abondant, elle doit être regardée comme impossible, lorsque cette union a lieu au moyen d'un tissu aussi peu

(1) Traité pratique des maladies des vieillards. Edit. 1873. Chapitre Pleurésie, p. 584.

disposé à l'inflammation que l'est le tissu fibro-cartila-
gineux » (2).

C'est cette modification dans la séreuse primitivement
atteinte qui a fait que chez notre malade la pleurésie
a récidivé du côté resté sain ; et nous verrons que c'est
aussi pour cette raison que deux malades observés par
M. le professeur Peter et enfin le malade qui fait le sujet
de la quatrième observation ont contracté leur deuxième pleurésie du côté où la plèvre était saine.

Chez ces quatre malades en effet, les antécédents
nous apprennent qu'ils ont eu antérieurement une première atteinte et, alors même que ces renseignements
manqueraient, certains symptômes présentés par le
malade et certains signes fournis par la percussion et
l'auscultation, nous permettraient de diagnostiquer les
reliquats d'une inflammation pleurale antérieure.

La percussion en effet, nous fait constater là où il
existe des fausses membranes, sinon de la matité, au
moins une certaine submatité; le doigt qui percute
ressent plus de résistance que d'ordinaire.

L'auscultation nous fait entendre aux deux temps de
la respiration des bruits de frottement, rappelant quelquefois les râles crépitants de la pneumonie, mais diffé-
rents de ceux-ci en ce sens qu'ils ne sont pas modifiées
par la toux ni par l'expectoration et qu'ils coïncident
avec les deux temps de la respiration.

Nous avons enfin comme autre signe révélateur de

(1) Laennec. Traité de l'auscultation médicale. Edition
Asselin, pages 574 et 575.

ces fausses membranes, les douleurs locales que ressentent les malades, douleurs de caractère variable et
souvent assez intenses pour que les malades vous demandent de les calmer. Ce sont tantôt des douleurs
rappelant la névralgie intercostale, tantôt des tiraillements que les malades éprouvent chaque fois qu'ils font
une inspiration exagérée ; d'autres fois ces tiraillements
ne se font sentir qu'aux variations de température et
alors que les fausses membranes, qui sont hygrométriques, se gonflent sous l'influence d'une atmosphère
humide et provoquent des tractions douloureuses sur la
plèvre.

Examinons maintenant les symptômes ordinaires
d'une pleurésie franche, et voyons si quelques-uns
d'entre eux sont plus prononcés ici et pourquoi. Toute
pleurésie *à frigore* s'annonce par du malaise, un ou
plusieurs frissons, un point de côté, de l'oppression
plus ou moins marquée, puis viennent enfin les signes
fournis par la percussion et l'auscultation que nous
croyons inutile de rappeler ici.

Or, nous avons vu que notre malade, à son entrée à
l'hôpital, était en proie à une dyspnée très intense qui
n'était en rapport ni avec la fièvre, ni avec la quantité
de liquide épanché, la percussion nous l'ayant fait esti-
mer à deux litres environ et le résultat de la ponction
étant venu confirmer notre évaluation, puisqu'on n'a
retiré que 1,750 grammes de liquide.

C'est que l'hématose se faisait mal par suite d'un double obstacle à la respiration ; d'un côté l'épanchement
qui comprimait le poumon à droite, de l'autre les

D. Haralamb.

2

fausses membranes qui s'opposent à la réplétion complète du poumon ; de là cette dyspnée excessive et qui,
au premier abord, si l'on n'a pas de renseignements sur
les antécédents du malade, peut vous en imposer pour
un épanchement excessif et en tout cas vous embarras-
ser ; de là la nécessité de rechercher dans le côté sain
s'il n'existe pas trace d'une ancienne pleurésie.

C'est également à cause de cette dyspnée intense que
M. le professeur Peter s'est départi de sa règle de conduite, et a pratiqué d'urgence la ponction aspiratrice,
malgré la fièvre, malgré la période d'acuité de la maladie.

Comme tous les épanchements de séreuse, le liquide
de la pleurésie survenant chez un individu non taré, a
de la tendance à se résorber, surtout si l'on intervient,
comme nous le verrons plus loin, à l'aide de la médication révulsive ; mais ici, de par cette double entrave
même opposée à l'hématose, la ponction était de toute
nécessité.

Nous avons cru relever ce symptôme *dyspnée* qui ici
était caractéristique de cette pleurésie récidivante.

C'est cette dyspnée excessive qu'on pourra observer
encore chez des malades ayant cependant un épanchement moyen et qui nieront tout antécédent morbide du
côté sain ; pourtant l'auscultation pratiquée attentive-
ment de ce côté fera entendre de la faiblesse, du murmure vésiculaire et quelques frottements ; c'est que là
encore il y a des fausses membranes et des adhérences,
reliquat d'une de ces pleurésies sèches qui peuvent
passer inaperçues pour le malade, mais prolifèrent assez

pour modifier la vitalité de la séreuse et la rendre par suite moins susceptible d'être enflammée.

Nous ne voulons cependant pas nier la possibilité d'une nouvelle pleurésie du côté déjà atteint ; mais le fait sera rare et en tout cas, si une nouvelle poussée doit avoir lieu du même côté, elle ne pourra se faire que sur les quelques parties de la séreuse restées intactes ; de là, certaines variétés de pleurésies localisées, pleurésies multiloculaires, pleurésies enkystées, etc.

Quoi qu'il en soit, nous avons simplement voulu démontrer pourquoi la pleurésie récidive du côté opposé à la première atteinte. Nous en avons eu la preuve chez notre malade de Necker. Citons encore deux observations que notre maître M. le professeur Peter a eu l'extrême obligeance de nous communiquer et qui, j'espère, viendront appuyer l'opinion que nous avons essayé d'exposer de notre mieux.

Observation II

(Communiquée par M. le professeur Peter.)

Le 27 novembre 1882, je fus appelé en consultation par mon collègue le docteur Lécorché, auprès d'un de ses clients atteint de pleurésie avec épanchement assez considérable *du côté droit*. Ce monsieur, très riche et vivant dans les conditions du plus grand confortable, avait contracté sa pleurésie quelques jours auparavant en se refroidissant à la chasse.

Cette pleurésie était manifestement inflammatoire et non diathésique; l'âge avancé du malade, ses antécédents personnels, ainsi que ceux des autres membres de sa famille, faisaient écarter tout soupçon de tuberculose.

La médication avait été révulsive; on avait appliqué un vésicatoire déjà, je crus devoir en conseiller un second et, grâce à cette médication, l'épanchement se résorba sans qu'il fût nécessaire de ponctionner le thorax.

Je revis le malade le 5 décembre et, le 12 du même mois, la guérison de l'épanchement ne faisait plus de doute.

Ce qui préoccupait le plus ce monsieur, c'est que c'était la deuxième pleurésie qu'il avait à quelques années d'intervalle. Cinq ans en effet auparavant, il avait eu une pleurésie dans des conditions presque identiques; à la chasse également il s'était refroidi et à la suite une maladie inflammatoire s'était déclarée avec épanchement *du côté gauche*; la maladie avait suivi son cours ordinaire traitée par les moyens classiques et avait guéri en laissant des adhérences, ainsi que le démontraient la faiblesse du murmure vésiculaire de ce côté et surtout les douleurs locales qu'éprouvait parfois ce monsieur sous l'influence de l'humidité de l'atmosphère; on sait que les fausses membranes, assez hygrométriques, se gonflent sous l'influence de l'humidité et provoquent des tiraillements assez douloureux parfois pour que les malades s'en plaignent et demandent même les conseils du médecin.

De sorte que ce monsieur se demandait s'il était voué aux pleurésies à répétition, et si son affection tenait à un vice constitutionnel. Or ce monsieur avait dépassé la soixantaine, il s'était toujours jusque-là bien porté, il n'y avait donc pas lieu d'admettre que ces maladies fussent d'origine tuberculeuse. D'autre part la cause était évidemment toute extrinsèque et n'était autre qu'un refroidissement.

Mais ce qu'il y avait pour moi de plus intéressant, c'est que la seconde pleurésie avait eu lieu du côté opposé à la première. Or, à priori, on aurait pu croire que la répétition de la maladie devait avoir lieu du côté primitivement affecté, les vestiges de la lésion primitive jouant alors le rôle d'une épine provocatrice; mais si l'on songe que la maladie était toute accidentelle, qu'elle survenait chez un individu jusque-là bien portant, et que la plèvre la première atteinte avait été profondément modifiée dans sa vitalité et que, d'autre part, elle était doublée en quelque sorte par des fausses membranes, on conçoit que le refroidissement n'ait pas eu son effet habituel sur cette membrane séreuse modifiée et dont la cavité avait en partie disparu, et que ce soit alors la plèvre saine qui ait subi le reflexe inflammatoire provoqué par le refroidissement.

En résumé : Excellente constitution du sujet, bonne santé habituelle; refroidissement intense chez un homme habitué au grand confort de la vie et pleurésie de ce fait; — puis, à quelques années d'intervalle, nouvelle exposition à la même cause toute extrinsèque, même résultat pathogénique, c'est-à-dire *pleurésie, mais cette fois du côté opposé, c'est-à-dire du côté où la plèvre était saine et la cavité pleurale intacte.*

Observation III.

Ce cas m'intéressait en ce sens que j'avais eu l'occasion d'observer un fait analogue chez un malade d'hôpital.

C'était un robuste charpentier dont les sommets pulmonaires étaient indemnes de toute atteinte tuberculeuse, et qui était entré dans mon service pour une pleurésie inflammatoire franche avec épanchement modéré. pleurésie qui guérit par des ventouses scarifiées et un vésicatoire au bout de deux semaines.

Ce malade avait eu quelques années auparavant *une pleurésie de même nature, mais du côté opposé;* il était évident d'ailleurs qu'il avait eu une première pleurésie, ainsi que le démontraient et la trace de ventouses scatifiées qu'on lui avait appliquées à ce moment, et l'obscurité du murmure vésiculaire à la base du thorax et la submatité persistant en cette région et enfin les douleurs, très légères d'ailleurs, qu'avait éprouvées souvent ce malade aux variations de température, lesquelles étaient dues aux tiraillements exercés par les fausses membranes.

J'avais alternativement examiné les sommets de cet homme pour y chercher les indices de la tuberculose ; ils étaient intacts, sa santé générale d'ailleurs était parfaite et c'était le refroidissement seul qu'il fallait incriminer comme cause de sa pleurésie récidivante, mais *récidivante du côté opposé à la plèvre la première atteinte.*

Nous n'avons rien à ajouter à ces deux observations qui corroborent les idées que nous avons émises précédemment.

Enfin on trouvera à la fin de notre travail une observation empruntée à la thèse du Dr A. Mayor. Là encore on voit une *pleurésie gauche* survenant, en 1886, sous l'influence du refroidissement, chez un homme vigoureux et n'offrant aucun signe de tuberculose et, en 1887, *deuxième pleurésie* s'installant cette fois du côté opposé. On constate d'ailleurs des frottements à la partie moyenne du poumon gauche, preuve qu'il y avait là des fausses membranes produites par la première pleurésie.

PRONOSTIC.

Maintenant quel est le pronostic dans ces cas de récidive? Est-il plus sombre que celui d'une pleurésie franche d'un seul côté? Evidemment oui et ici le pronostic doit être réservé.

Il est clair que, chez notre malade de Necker, les deux inflammations pleurales ont été des pleurésies *à frigore* probablement contractées sous l'influence des intempéries auxquelles l'expose sa profession de jardinier. Ses antécédents, l'auscultation minutieuse des deux sommets pratiquée dès son entrée à l'hôpital, l'examen des crachats, ont fait que nous n'avions aucune raison de croire à une pleurésie tuberculeuse.

C'est donc bien une pleurésie *à frigore*. Cependant notre malade *deviendrait* par la suite tuberculeux, que cela ne doit pas nous étonner.

« On ne devient pas malade, dit le professeur Peter, parce qu'on est tuberculeux, on devient tuberculeux parce qu'on est déjà malade. Le tubercule est l'expression matérielle d'une déchéance de l'être, et cette déchéance survient par le fait des troubles de la nutrition; c'est-à-dire que, toutes les fois que la *nutrition* est *viciée* la *tuberculisation* est *possible* (1). »

(1) Leçons de clinique médicale « Les tuberculeux et les phtisiques », 3ᵉ édit., tome II, p. 14.

Or cette viciation de nutrition peut survenir par alimentation insuffisante ou *inanitiation*, comme dit notre maître, inanitiation se faisant soit par les *voies aériennes*, soit par les voies digestives, soit par défaut d'hygiène, défaut de lumière, d'air, défaut d'exercice, soit encore sous l'influence du chagrin, de pensées tristes, etc.

Avons-nous chez notre malade quelques-uns de ces facteurs? Evidemment oui, et l'on peut compter au premier chef, c'est l'état de son appareil respiratoire. Dorénavant, en effet, ses deux poumons respireront mal, et cela à cause de leurs adhérences et des fausses membranes, qui, existant maintenant des deux côtés, vont gêner l'expansion des deux organes; de là, double entrave à l'hématose et par suite, l'air n'arrivant plus en quantité suffisante au contact du sang, *alimentation aérienne insuffisante.*

Ajoutez à cela que, de par sa situation sociale même, cet homme se nourrit probablement d'une façon insuffisante et quant à la qualité et quant à la quantité des aliments. Nous pouvons donc dire qu'il se peut, que sous peu notre malade devienne tuberculeux, et cela par le fait des troubles de nutrition que nous venons de constater.

Mais, dira-t-on, il n'en a pas été de même du malade du Dr Lécorché que M. le professeur Peter a revu plusieurs fois depuis. Malgré sa dernière pleurésie, en effet, et malgré son âge avancé, ce monsieur n'a pas cessé un moment d'être en parfaite santé. C'est qu'ici intervient la condition sociale du malade, sa fortune, son bien-être, qui lui permettent, grâce à une bonne alimentation et à

une hygiène, bien entendue, de résister à l'appauvrisse-
ment de son organisme.

D'autre part, les conséquences de cette double entrave
à la respiration pulmonaire, ne sont pas moins intéres-
santes à signaler au point de vue de l'influence qu'elle
peut avoir sur les maladies ultérieures et des troubles
cardiaques qu'elle peut entraîner.

Il est évident, en effet, qu'étant donné le fonctionnement déjà si imparfait des deux poumons, l'inflammation la plus légère du parenchyme pulmonaire changera
cette diminution d'hématose en insuffisance absolue;
de là des accidents dyspnéiques pouvant aboutir à l'as-
phyxie, et la bronchite la plus banale se montrera avec
un cortège de symptômes des plus alarmants.

La thèse inaugurale du Dr A. Thuvien contient plusieurs observations d'affections thoraciques aggravées
par l'existence antérieure de ces reliquats pleuraux. Tel
est ce malade du professeur Potain. Il s'agit d'un homme
auquel on avait autrefois pratiqué la thoracentèse pour
une pleurésie gauche et offrant des adhérences du côté
correspondant. « Il rentrait dans le service du professeur Potain pour une bronchite de médiocre intensité,
mais qui n'en avait pas moins, dans les conditions de
son poumon gauche, donné lieu à une anhélation bien
supérieure à celle qu'on aurait dû observer, si les poumons étaient toujours restés sains (1). »

Cette aggravation dans les symptômes, nous la remar-

(1) A. Thuvien. Contribution à l'étude clinique des adhérences pleurales. Thèse inaugurale 1884.

querons non seulement dans les cas d'affections thoraciques, mais encore dans toute autre maladie fébrile aiguë; telle par exemple une diothiénentérie d'apparence légère; la fièvre venant ici diminuer l'hématose déjà amoindrie, mort peut s'ensuivre par insuffisance respiratoire.

Maintenant nous pouvons observer, avons nous-dit, des troubles cardiaques.

En effet, par le fait même de l'expansion incomplète des deux poumons, le champ respiratoire sanguin se trouve notablement diminué, et le sang ne pouvant plus arriver dans les poumons en aussi grande quantité que d'ordinaire, il en résulte un obstacle dans la petite circulation et accumulation anormale de sang dans le ventricule droit, d'où dilatation du cœur qui se force à chasser l'onde sanguine et, à la longue, peut-être hypertrophie du cœur droit. Cette dilatation, il est évident, sera encore plus rapide si ces poumons fonctionnant déjà mal, sont atteints ultérieurement de pneumonie chronique, d'emphysème, ou bien si, sous l'influence même de ces reliquats de pleurésie, les deux poumons s'atrophient.

Dans sa thèse d'agrégation, Pitres a bien fait ressortir la pathogénie de ce retentissement sur le cœur, « retentissement qu'on constate, dit-il, plus particulièrement dans le cas où des fausses membranes épaisses et résistantes enveloppent le poumon et l'empêchent de se dilater pendant les mouvements respiratoires, ou bien lorsque des adhérences solides le fixent à la paroi thoracique et empêchent ainsi le jeu de son élasticité. Dans les cas de ce genre, si la maladie a duré assez longtemps, on trouve fréquemment à l'autopsie le cœur augmenté

de volume, ses cavités sont dilatées et les parois épais-
sies, bien que les appareils valvulaires soient sains (1). »

Pitres cite en suite une observation recueillie dans
le service du professeur Potain et insérée dans la thèse
inaugurale du docteur Mora ; il est question d'un malade
de 72 ans qui présentait tous les signes d'une affection
mitrale bien compensée. Quand il mourut, on trouva le
cœur hypertrophié, les valvules saines et des adhérences
pleurales étendues.

Puis viennent également quelques observations résu-
mées de Baümler et Brudi toujours relatives à l'hypertrophie et à la dilatation du cœur dues aux adhérences
pleurales.

Citons aussi en terminant, comme conséquences ultérieures de ces récidives, les douleurs locales dues aux
tiraillements provoqués par les adhérences que les
malades ressentent surtout quand le temps est humide
et qui peuvent exister des deux côtés de la poitrine ;
nous verrons d'ailleurs plus loin si le médecin peut
intervenir ici utilement pour combattre ces douleurs.

En résumé : Pronostic à réserver ; tuberculisation
consécutive possible par *inanitiation*, inanitiation se fai-

(1) A Pitres. — Thèse d'agrégation 1878. Des hypertrophies
et des dilatations cardiaques indépendantes des lésions valvulaires, pages 44-45.

sant par hématose insuffisante grâce aux adhérences et fausses membranes qui s'opposent à la réplétion complète des deux poumons; influence nocive de ces reliquats des deux pleurésies sur l'évolution des affections thoraciques et des affections fébriles aiguës en général; et enfin retentissement sur la circulation pouvant engendrer la dilatation du cœur droit.

TRAITEMENT.

Il y a dans ces cas de récidive des indications thérapeutiques qui méritent d'être signalées.

Voyons d'abord quelles sont les règles de conduite dans toute pleurésie franche avec épanchement. En général, il ne faut jamais pratiquer la thoracentèse durant la période d'acuité de la maladie et cela parce que, comme dans la péricardite aiguë, c'est pendant cette période d'hypérémie que l'épanchement a de la tendance à se résorber, surtout si l'on aide la nature par la révulsion locale, par l'application de ventouses scarifiées ou simplement de larges vésicatoires renouvelés selon les besoins du cas ou bien encore de pointes de feu. Sous l'influence de cette médication bienfaisante, aidée si l'on veut par l'administration de purgatifs et de quelques diurétiques, comme la tisane de chiendent nitré par exemple, on voit presque toujours l'épanchement disparaître. C'est le traitement qui, nous l'avons vu, a été employé avec succès chez le malade du docteur Lécorché.

D'autre part, si on a la chance d'être appelé au début de l'épanchement, on peut, grâce à cette médication révulsive, s'opposer en partie à la formation des fausses membranes et des adhérences, ce qui n'est pas indifférent pour le malade déjà lésé dans une de ses plèvres.

Ainsi pas de ponction pendant la période aiguë, et alors même que l'épanchement persiste malgré la médication révulsive, on doit attendre encore et ne ponctionner qu'à une période tardive de la maladie (25° ou 27° jour) et lorsque les symptômes fébriles auront disparu.

La ponction dans la période d'acuité, en effet, est inutile, voire même dangereuse : 1° *Inutile*, car le liquide se reformera presque sûrement, et cela parce que la ponction a été faite au moment où l'acte pleurétique se manifeste par une hypérémie qui maintient les conditions primitives de la production de l'épanchement.

2° *Dangereuse*, car l'inflammation de la plèvre démontrée après la ponction par l'élévation de la température locale, favorise non seulement la reproduction du liquide, mais quelquefois même sa transformation purulente.

Il est cependant certains cas où l'on doit s'écarter de cette règle de conduite, et c'est ce qui nous est arrivé pour notre malade d'hôpital.

Malgré la période aiguë et alors même qu'on est certain que le liquide peut se reproduire, on doit pratiquer d'urgence la thoracentèse dans deux cas :

1° L'épanchement est considérable et la gêne respiratoire excessive; la mort subite pouvant avoir lieu dans ce cas, ou bien par la compression du cœur, ou bien par la formation de caillots dans le cœur et dans les gros vaisseaux, favorisée par la gêne apportée à la circulation.

2° La dyspnée est excessive, alors même que l'épanchement est moyen ; si l'on n'intervient pas, la mort peut avoir lieu par défaut d'hématose, c'est le cas de notre homme ; l'hématose ne se faisant pas ou se faisant mal dans le poumon du côté affecté et ne se faisant qu'imparfaitement dans l'autre poumon dont le jeu est nécessairement entravé par la présence des brides membraneuses.

C'est pourquoi nous avons malgré la fièvre pratiqué la ponction, et c'est ce que l'on devra toujours faire chaque fois qu'on se trouvera en présence d'une dyspnée extrême, chez un individu chez lequel la pleurésie a récidivé du côté sain, et alors même que l'épanchement n'est que d'abondance moyenne.

Inutile d'ajouter qu'après la ponction, il faudra favoriser la résorption du liquide restant à l'aide de vésicatoires ou de pointes de feu.

Contre les douleurs locales que pourront éprouver les malades des deux côtés du thorax et, qui nous l'avons vu, sont dues aux adhérences laissées par les épanchements antérieurs, on ne pourra le plus souvent que très peu de chose, dans l'impossibilité où l'on est de s'attaquer aux fausses membranes mêmes et aux adhérences, cause de ces tiraillements douloureux.

On pourra cependant essayer les applications locales de petits vésicatoires ou bien la teinture d'iode, et, si les douleurs sont trop vives, pratiquer des injections de morphine ou bien d'antipyrine.

A côté de ces indications urgentes, il y a aussi à considérer le traitement en quelque sorte prophylactique, traitement destiné à rendre moins sévère le pronostic de ces pleurésies récidivées et à prévenir, autant que faire se peut, l'éclosion d'une tuberculose possible. C'est dire qu'il faudra mettre en jeu toutes les conditions qui peuvent favoriser le perfectionnement de l'acte respiratoire et par suite de l'hématose compromise.

Pour cela nous conseillerons, si l'on peut, le séjour à la campagne, au grand air, et pour ainsi dire une *gymnastique pulmonaire*, consistant à faire des inhalations profondes pendant quelques minutes; c'est aussi dans ce but et pour favoriser l'expansion pulmonaire, que nous conseillerons l'ascension des collines, le séjour dans les hautes montagnes, l'exercice tel que l'équitation, le maniement des haltères, l'escrime, etc; avec cela une alimentation la plus riche et la plus variée possible, aidée de préparations de quinquina et d'arsenic.

OBSERVATION I. (Personnelle.)

Pleurésie gauche en 1887. — Pleurésie droite en 1888.

Petit (Louis), âgé de 54 ans, jardinier, entre le 10 mai 1888 à l'hôpital Necker, service de M. le professeur Peter, salle Saint-Luc, nᵒ 27.

Pas d'antécédents héréditaires.

Séjour à la Pitié il y a plusieurs années pour des douleurs aux jambes avec gonflement.

Il y a un an, pleurésie du côté gauche ponctionnée par le professeur Dieulafoy (on a retiré un litre et demi).

D. Haralamb.   3

S'enrhume facilement tous les hivers. A beaucoup maigri depuis un an.

N'a jamais eu d'hémoptysie. Ne transpire pas la nuit.

Depuis sa dernière pleurésie, le malade éprouve souvent des douleurs du côté gauche, surtout quand le temps est humide.

Malade depuis quinze jours. Début par plusieurs frissons répétés mais peu intenses, légère douleur du côté droit. Toux avec dyspnée intense. Cette oppression a augmenté depuis huit jours. Deux jours avant son entrée il consulte un médecin qui diagnostique une pleurésie droite et lui conseille d'entrer à l'hôpital.

12 mai. Etat actuel :

Dyspnée intense qui rend la parole difficile et haletante ; le point de côté a disparu.

Le malade se plaint surtout de son oppression. Toux avec crachats épais, muco-purulents, non striés de sang. Pas d'appétit. Constipation.

Du côté droit et en arrière, matité dans les deux tiers inférieurs du thorax.

A l'auscultation, absence de murmure vésiculaire jusque vers la pointe de l'omoplate.

Les vibrations thoraciques sont abolies ; égophonie.

Du côté gauche et en arrière, submatité vers le tiers inférieur du thorax.

A l'auscultation on entend aux deux temps de la respiration quelques bruits de frottement qui ne sont pas modifiés quand on fait tousser le malade.

Rien au cœur. Pas d'albumine dans les urines.

Pouls 92. Température 38,2.

Diagnostic : Pleurésie droite franche et de moyenne intensité malgré la dyspnée apparente.

Traitement : Vésicatoire, tisane de chiendent nitré.

Lundi 14. Le malade est très oppressé. L'épanchement a augmenté. En avant, la matité remonte au-dessus du mamelon.

En arrière, matité remontant jusque vers la pointe de l'omoplate. Respiration abolie.

On pratique l'aspiration avec l'appareil de Potain et l'on retire 1750 grammes de liquide citrin. Aspiration lente ; le malade n'a toussé qu'une seule fois. Soulagement marqué.

Mardi 15. L'oppression a diminué d'intensité ; le malade a passé une bonne nuit.

Bruit de cuir neuf en avant. En arrière la matité a diminué.

On prescrit de nouveau un large vésicatoire.

Samedi 19. Le malade est toujours moins oppressé. Cependant il existe toujours de la matité dans les deux tiers inférieurs de la poitrine en arrière et à droite ; la respiration s'entend à peine, on craint que l'épanchement ne se reproduise.

Application d'un vésicatoire.

Lundi 21. T. 38°. Toujours de l'oppression. Toux quinteuse fatigante ; le malade a un peu de fièvre le soir. Cependant il a passé une bonne nuit. Toujours de la matité dans les deux tiers inférieurs du côté droit ; on entend mal la respiration. On ausculte les deux sommets. Dans la fosse sus-épineuse droite submatité. La respiration est rude et soufflante.

Ventouses sèches sur tout le côté droit.

Mercredi 23. Le malade se sent beaucoup mieux. En avant et à droite respiration soufflante.

Samedi 26. Toujours à peu près même état. Le malade est à peine oppressé. La respiration s'entend toujours mal du côté droit. En avant respiration soufflante.

Toux fréquente, crachats épais, muco-purulents.

Toujours un peu de fièvre le soir. Hier soir, T. 38,4. Ce matin, 37,8.

L'examen des crachats est fait; pas de bacilles.

Mardi 29. Toujours même état. Matité dans les deux tiers inférieurs du côté droit et en arrière. Cependant la respiration s'entend ; souffle à la partie inférieure et interne.

Application de pointes de feu.

Vendredi 1er juin. Le dyspnée a presque complètement disparu. La respiration quoique amoindrie s'entend jusque vers la base; toujours de la matité dans le tiers inférieur; plus de souffle.

Samedi 9 juin. Le malade respire assez librement. Il tousse beaucoup moins ; expectoration diminuée.

En arrière et à droite, la respiration quoique amoindrie s'entend jusqu'à la base; vers le tiers moyen bruit de cuir neuf.

Jeudi 14 juin. Le mieux persiste. Le malade est à peine oppressé. Cependant il tousse toujours un peu.

Appétit assez bon.

Toujours de la submatité dans le tiers inférieur du thorax du côté droit. Bruits de frottements secs.

Samedi 16 juin. Le malade se sent tout à fait bien, quoique toujours un peu faible. L'expectoration a diminué et il tousse beaucoup moins. Il garde cependant toujours une certaine gêne pour respirer. Il a bon appétit.

La percussion dénote de la submatité du côté droit et en arrière, mais la respiration quoique affaiblie s'entend jusque vers la base. Frottements secs.

Mardi 19. Exeat.

OBSERVATION IV.

Dans « Avenir des pleurétiques », thèse de Mayor 1887.

Pleurésie gauche en 1886 avec intégrité des poumons.
Pleurésie droite en 1887.

Gust... (Pierre), dessinateur, entre le 22 septembre 1886 à l'hôpital Tenon, service de M. Dreyfus-Brisac, salle Gérando, 17.

Père mort à 63 ans des suites d'une trachéotomie faite à la suite d'une obstruction du larynx par un corps étranger. Mère morte à 59 ans d'un rétrécissement du pylore. Un frère mort de phthisie pulmonaire à 21 ans.

En avril 1886 la femme de Gust... est morte phthisique, après neuf mois de maladie pendant lesquels ils n'ont cessé d'occuper la même chambre. Leurs trois enfants, dont l'aîné a 6 ans et demi, sont en bonne santé.

En août il dort une nuit sans fermer sa fenêtre et recouvert seulement d'un drap. Le matin suivant il est pris de fièvre, de frissons ; quelques jours après, de toux. Il continue néanmoins son travail, mais sa faiblesse et une oppression croissante le forcent à entrer à l'hôpital le **22** septembre.

Etat présent. — Gust... avoue s'être livré depuis un an environ à de fréquents excès alcooliques. Robuste et bien charpenté, il déclare n'avoir eu aucune maladie antérieure. Actuellement, il est en proie à une dyspnée intense, ses yeux sont injectés, ses lèvres cyanosées.

Température 39°5. Pouls 108.

Toux brève, sèche et peu fréquente. Crachats muqueux et aérés.

La percussion dénote en arrière et à gauche une matité absolue remontant jusqu'à l'épine de l'omoplate, vibrations thoraciques abolies, souffle pleurétique remontant jusque dans la fosse sus épineuse. Egophonie et pectoriloquie aphone. Léger tympanisme sous-claviculaire.

Le côté droit est absolument sain.

Le cœur est dévié, sa pointe bat à deux centimètres en dedans du mamelon, sa base déborde le bord droit du sternum.

Une auscultation attentive et répétée des deux sommets ne dénote rien de suspect.

Diagnostic : pleurésie gauche franche et de moyenne intensité.

Traitement. — Grand vésicatoire, ventouses sèches, sulfate de quinine.

25 septembre. On constate dans le poumon droit des râles de congestion. La dyspnée a encore augmenté d'intensité. On pratique l'aspiration avec l'appareil de Potain, et l'on retire un litre et demi de liquide citrin. Le malade en éprouve un soulagement immédiat. L'auscultation, pratiquée à ce moment, indique que le poumon respire bien ; on y entend çà et là quelques gros râles bulleux.

Le 26. Le niveau du liquide tend à remonter. Il y a encore un certain degré de dyspnée avec cyanose. Le cœur est revenu à sa place normale.

Le 27. Nouvelle ponction d'un litre et demi d'un liquide semblable au premier.

Le 28. Pas de dyspnée, matité de quatre travers de doigt. *Frottements* et râles abondants.

4 octobre. Il y a encore un peu de submatité à la base gauche. Le malade se plaint d'insomnie et d'un point douloureux dans l'aisselle. On *ausculte les deux sommets qui sont sains.*

Le 20. Depuis quelques nuits le malade est pris de sueurs qui l'obligent à changer fréquemment de linge. En même temps il accuse une diarrhée intense avec ténesme.

Suppositoire belladoné ; poudre d'agaric, sulfate de quinine 1 gramme, pointes de feu sur le côté gauche de la poitrine.

15 novembre. L'auscultation pratiquée chaque jour ne dénote rien de tuberculeux. *Quelques frottements à la partie moyenne du poumon gauche. Les sueurs persis-*

tent, le malade maigrit et ne mange presque pas. On supprime tous les médicaments.

12 décembre. Un peu de diarrhée et de toux. Quelques râles de bronchite, surtout à droite.

18 janvier 1887. Même état général, fièvre le soir, apyrexie le matin. *Pas de tuberculose.* Un peu de toux, crachats rares, épais.

Quoique ses forces diminuent, le malade demande à quitter l'hôpital pour affaires de famille. Il sort le 2 février. Il ne tousse plus.

Gust... recommence à tousser de suite après sa sortie. Il est pris *d'un point de côté à droite*, l'oppression apparaît de nouveau, et le 15 février, après deux semaines de séjour chez lui, il rentre à l'hôpital, service de M. Landouzy, salle Lelong, n° 8.

Etat présent. — Malade fortement charpenté, mais amaigri, faible, pouvant à peine se tenir debout. Hémorrhoïdes internes, procidant, mais donnant lieu à un écoulement sanguin régulier.

Toux fréquente et pénible surtout la nuit, point de côté à droite.

La percussion nous révèle en *arrière et à droite* une matité occupant le tiers inférieur du thorax. La respiration est abolie dans cet endroit, l'égophonie est peu marquée. Sous la clavicule droite on a de la matité, de la diminution de la respiration et une augmentation des vibrations thoraciques.

La ponction exploratrice faite avec la seringue de Pravaz *nous donne un liquide citrin.*

Sous la clavicule gauche on observe aussi de la matité, un murmure vésiculaire lointain, des craquements. Dans la fosse sus-épineuse gauche, inspiration saccadée et soufflante. Température 39°.

Traitement. — Julep, tolu et morphine ; pointes de feu, en arrière et à droite ; sulfate de quinine 0 gr. 40.

Au 8 avril, le malade est devenu manifestement phthisique. La fièvre, qui a tous les caractères de la fièvre hectique, oscille entre 37,5 et 39,5. L'amaigrissement est considérable, la perte des forces est absolue, de même que celle de l'appétit. La peau a pris une teinte terreuse, les cheveux ont blanchi, les sueurs nocturnes sont persistantes.

La toux est toujours fréquente et quinteuse ; les crachats muco-purulents ne sont pas encore nummulaires.

Les signes physiques n'ont guère changé. La matité des deux sommets est plus accentuée. En dépit de la révulsion par des pointes de feu souvent répétées, le niveau de l'épanchement paraît remonter plus haut.

Nous avons déjà parlé plus haut de cette observation ; ajoutons que si ce malade, après sa deuxième pleurésie, a présenté des indices de phymie au début, que s'il est *devenu* tuberculeux, c'est par suite du mauvais fonctionnement de ses poumons, dû aux lésions des deux plèvres, par suite *d'alimentation aérienne insuffisante.*

CONCLUSIONS.

1° Si la pleurésie à *frigore* récidive du côté opposé à la première atteinte, c'est que la plèvre primitivement enflammée, profondément modifiée dans sa structure, a perdu ses aptitudes physiologiques et pathologiques, et n'est plus aussi sensible au réflexe inflammatoire produit par le refroidissement.

2° Le pronostic immédiat doit être réservé, les individus atteints de pleurésie récidivante pouvant devenir tuberculeux dans un temps relativement court par *inanitiation respiratoire* ; les reliquats des deux pleurésies aggravent les symptômes et le pronostic des affections thoraciques ultérieures et des affections fébriles en général ; ils peuvent également avoir un retentissement sur le cœur et produire la dilatation du cœur droit.

3° La thoracentèse doit être pratiquée d'urgence même dans la période inflammatoire, quand la dyspnée du malade est excessive, dyspnée due au double obstacle opposé à l'hématose, d'un côté, par l'épanchement, de l'autre, par les brides membraneuses qui entravent l'expansion complète du poumon.

INDEX BIBLIOGRAPHIQUE.

Laennec. — Traité de l'auscultation médiate.

J. Cruveilhier. — Anatomie pathologique générale de l'organisation des séreuses.

Durand-Fardel. — Traité pratique des maladies des vieillards.

Peter (Michel). — Leçons de clinique médicale.

Fernet. — Pleurésie, in dictionnaire Jaccoud.

V. Widal. — Pleurésie, in dictionnaire Dechambre.

A. Pitres. — Thèse d'agrégation 1878.

A. Poulin. — Etude sur les atrophies viscérales consécutives aux inflammations chroniques des séreuses.

A. Mayor. — Avenir des pleurétiques. Thèse de Paris 1887.

A. Thuvien. — Contribution à l'étude clinique des adhérences pleurales. Thèse de Paris 1884.

Paris. — Typ. A. PARENT, A. DAVY, succ., imp. de la Fac. de méd. 52, rue Madame et rue Corneille, 3.

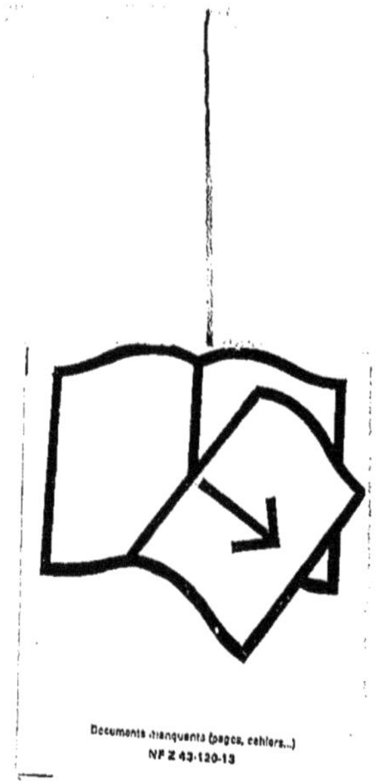

Documents manquants (pages, cahiers...)
NF Z 43-120-13